图书在版编目（CIP）数据

嘎嘎的人体科普光照书. 1，透视人体构造 / 方秋雅著；
rabbit44绘. —广州：新世纪出版社，2022.7

　　ISBN 978-7-5583-3280-7

　　Ⅰ.①嘎…　Ⅱ.①方…　②r…　Ⅲ.①人体—儿童读物
Ⅳ.①R32-49

中国版本图书馆CIP数据核字（2022）第050397号

出 版 人：陈少波
责任编辑：冯玉婷　王　喆
责任校对：庄淳楦　杨洁怡
责任技编：王　维
美术编辑：俞孝军
特约编辑：李志珊

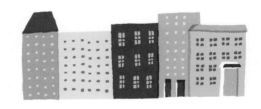

嘎嘎的人体科普光照书1：透视人体构造
GAGA DE RENTI KEPU GAUNGZHAOSHU 1：TOUSHI RENTI GOUZAO

方秋雅 著　rabbit44 绘

出版发行：新世纪出版社

　　　　　（地址：广州市大沙头四马路12号）

经　　销：全国新华书店

印　　刷：当纳利（广东）印务有限公司

　　　　　（地址：东莞市虎门镇大宁民主路2号）

开　　本：889毫米×1194毫米　　1/16　　　　印　　张：3.25
字　　数：8千　　　　　　　　　　　　　　　版　　次：2022年7月第1版
定　　价：48.00元　　　　　　　　　　　　　印　　次：2022年7月第1次印刷

质量监督电话：020-83797655　购书咨询电话：020-83781537

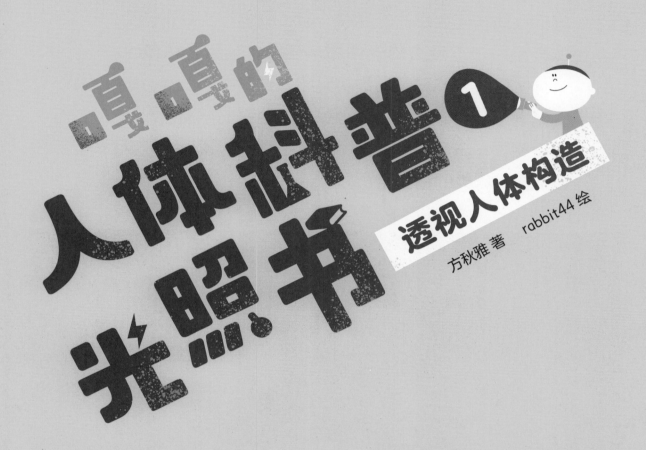

嗖嗖的人体科普光照书①

透视人体构造

方秋雅 著　rabbit44 绘

SPM 南方传媒 | 新世纪出版社

·广州·

使用说明

在地球上、在我们的周围，疑似有一个外星人存在，有人坚称见过他，还说出他的名字，叫"嘎嘎"，并详细描述了他的外形：长得没有传说中那么怪异，甚至有点像人类，不过，比例偏大的脑袋，确实又和人类有点不一样。嘎嘎对人类充满好奇，想好好研究地球人，他手上总握着一支"神奇透视筒"，只要轻松一照，什么东西都能现形。究竟嘎嘎能发现多少人类的秘密呢？

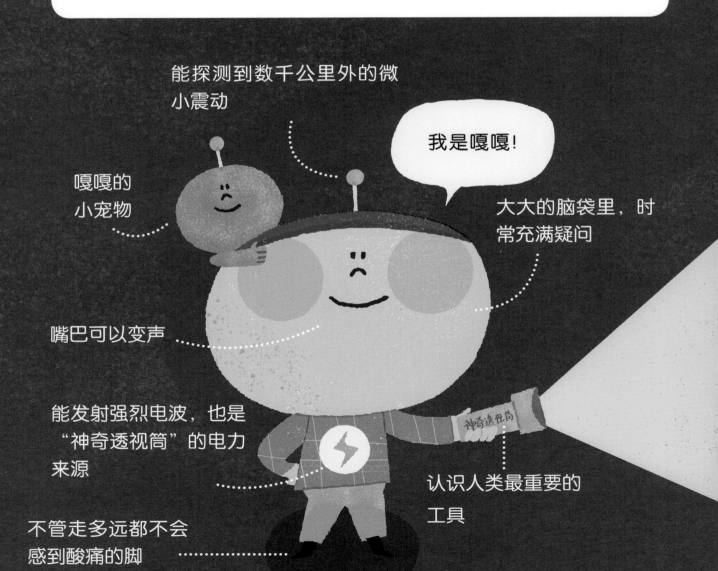

能探测到数千公里外的微小震动

嘎嘎的小宠物

我是嘎嘎！

大大的脑袋里，时常充满疑问

嘴巴可以变声

能发射强烈电波，也是"神奇透视筒"的电力来源

认识人类最重要的工具

不管走多远都不会感到酸痛的脚

嘎嘎的神奇透视筒，类似于地球人的"手电筒"。小朋友，请拿出家中的手电筒，跟着页面指示，就能和嘎嘎一起揭开地球人的秘密啦！

看到指示文字，拿起手电筒照一照，你会大吃一惊的！

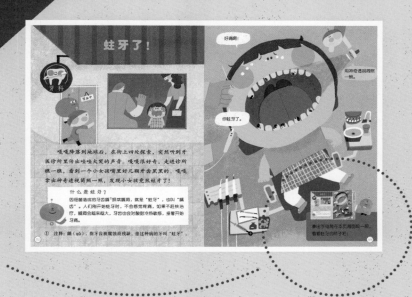

哇！隐藏的秘密一照现踪迹！

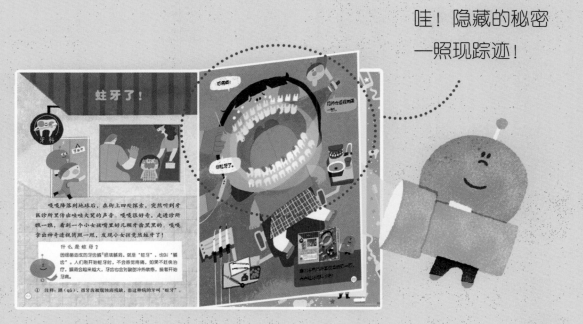

目录

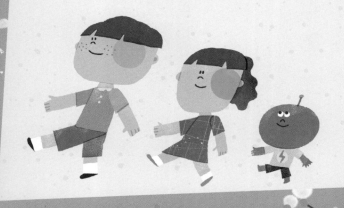

 精彩故事线上听

想聆听外星人嘎嘎生动有趣的探险故事吗？
快来扫描二维码吧！！

（以广播剧方式录制，对话以自然口语表现，特此说明。）

蛀牙了!

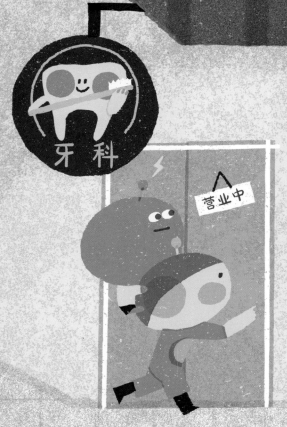

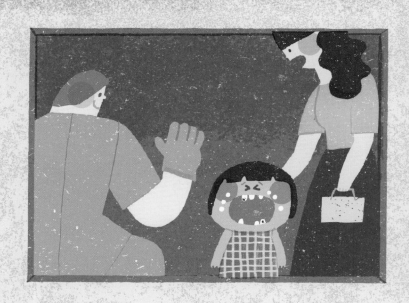

嘎嘎降落到地球后，在街上四处探索，突然听到牙医诊所里传出哇哇大哭的声音。嘎嘎很好奇，走进诊所瞧一瞧，看到一个小女孩嘴里好几颗牙齿黑黑的。嘎嘎拿出神奇透视筒照一照，发现小女孩竟然蛀牙了!

什么是蛀牙?

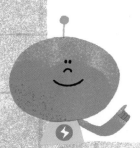

因细菌造成的牙齿龋[1]损或龋洞，就是"蛀牙"，也叫"龋齿"。人们刚开始蛀牙时，不会感觉疼痛，如果不赶快治疗，龋洞会越来越大，牙齿也会对酸甜冷热敏感，接着开始牙痛。

① 注释：龋（qǔ），指牙齿被腐蚀而残缺，患这种病的牙叫"蛀牙"。

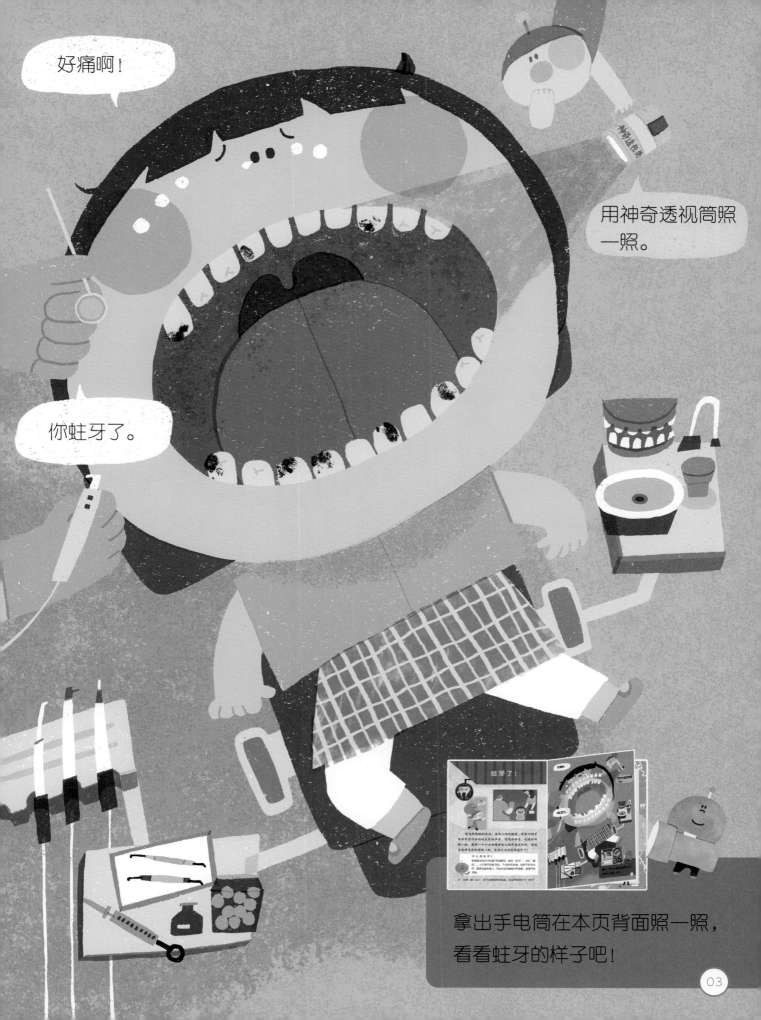

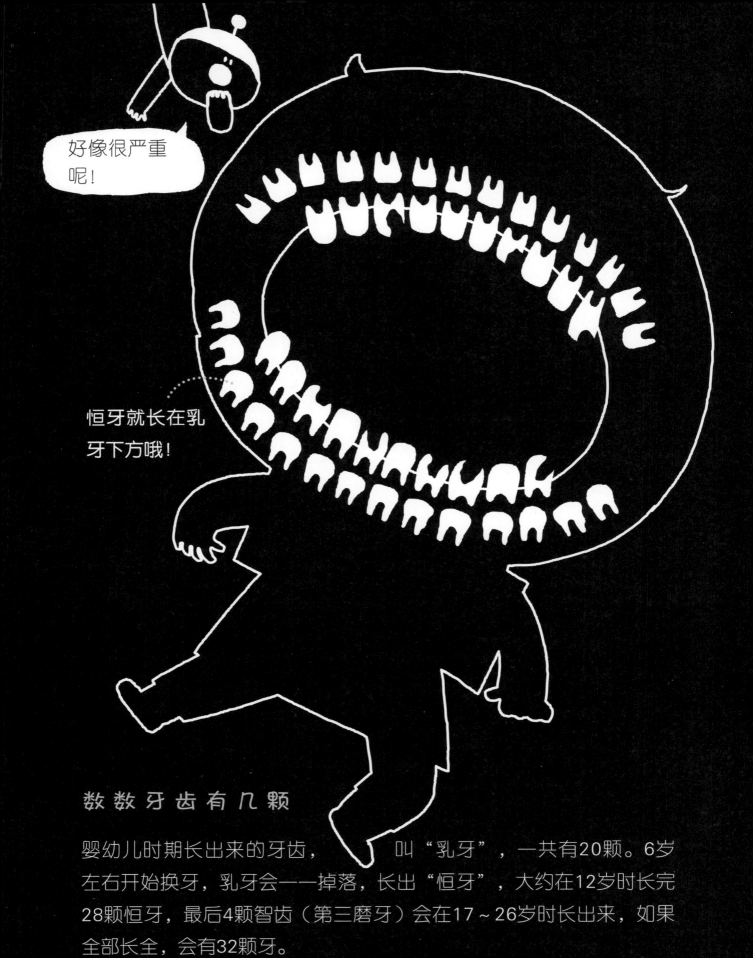

好像很严重呢!

恒牙就长在乳牙下方哦!

数 数 牙 齿 有 几 颗

婴幼儿时期长出来的牙齿， 叫"乳牙"，一共有20颗。6岁左右开始换牙，乳牙会一一掉落，长出"恒牙"，大约在12岁时长完28颗恒牙，最后4颗智齿（第三磨牙）会在17～26岁时长出来，如果全部长全，会有32颗牙。

为什么会蛀牙？

嘴巴里的细菌会将有些食物残渣转化成糖分，再利用这些糖分制造有机酸，有机酸会腐蚀牙齿，造成蛀牙。

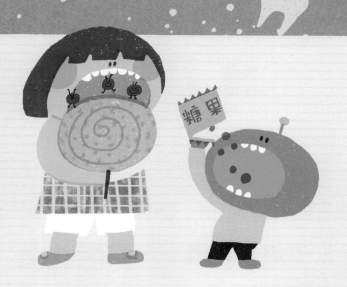

龋洞越深，牙齿越痛

牙齿最外层是坚硬的牙釉质，只有牙釉质龋坏时，牙齿不会有感觉，容易被忽略，是第一阶段；中层是牙本质，龋坏到这层时，会有酸痛的感觉，是第二阶段；深层是牙髓，龋坏到这层时，会对酸甜冷热敏感，还会发炎、疼痛，是第三阶段。

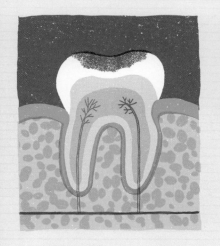

❶ 第一阶段浅龋

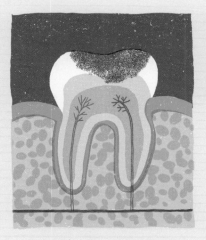

❷ 第二阶段中龋

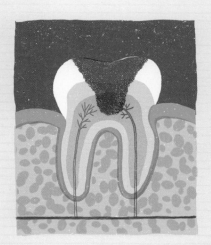

❸ 第三阶段深龋

蛀牙要赶快看牙医

在龋洞还很小时就得去看牙医，只要把已经腐坏的部分清除干净，再把洞填补起来就可以了。等到龋洞太大时，可能需要治疗牙髓，严重时甚至必须拔牙。

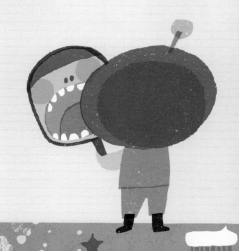

直发卷发变变变

外星人嘎嘎注意到，地球人的头发千变万化，不但有各种颜色，而且有的直，有的卷。他跑到发廊门口偷偷观察刚烫完头发的男子，想知道头发的秘密。

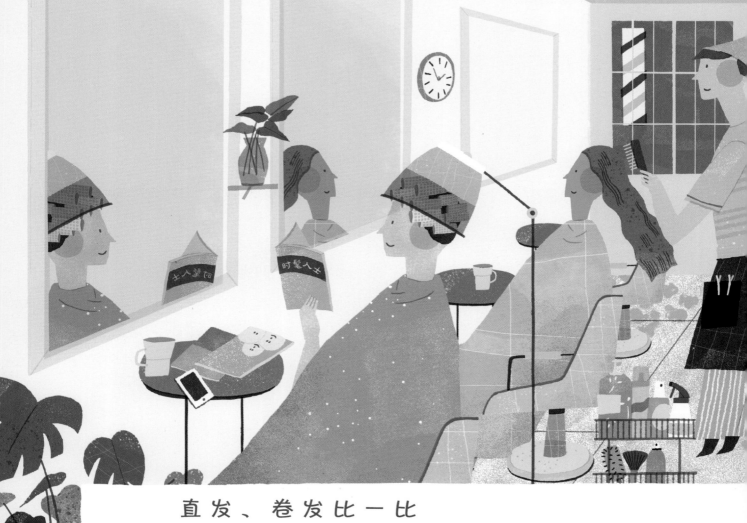

直发、卷发比一比

亚洲人的头发大部分是直直的，欧洲人通常拥有波浪般的头发，非洲人的头发则常是很卷的卷发。头发是直还是卷，主要和毛囊有关。

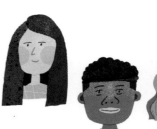
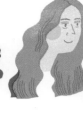

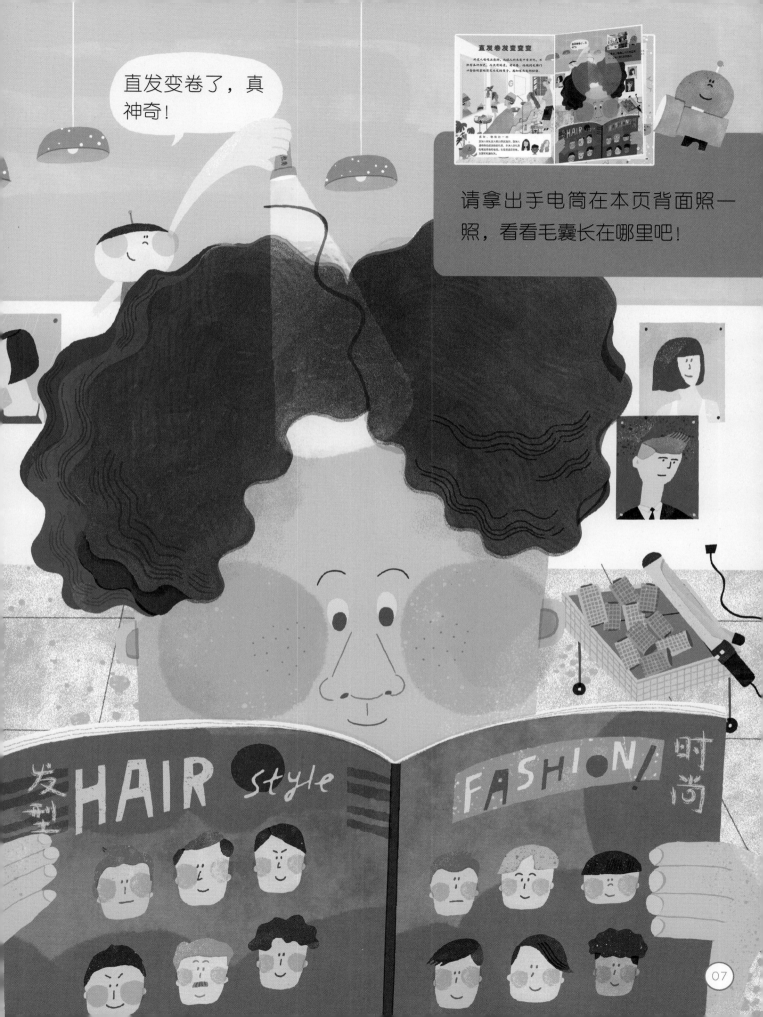

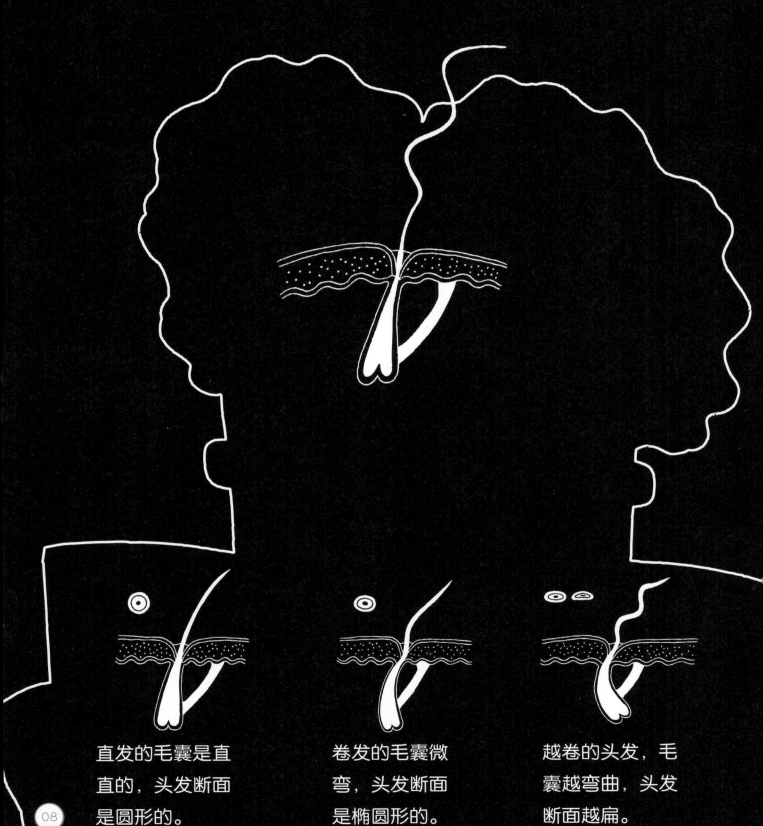

烫发虽然可以改变头发的弯曲程度，却不能改变毛囊的形状。

直发的毛囊是直直的，头发断面是圆形的。

卷发的毛囊微弯，头发断面是椭圆形的。

越卷的头发，毛囊越弯曲，头发断面越扁。

烫发不会改变毛囊

烫发会改变头发里的二硫键结构，让头发变卷，但不会改变毛囊的形状，所以直发的人就算把头发烫卷了，新长出来的头发还是直直的。

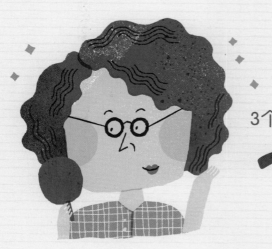

3个月后

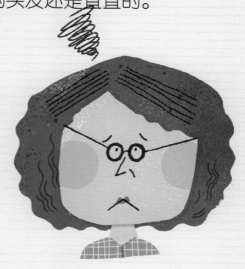

烫发会破坏发质

有些人喜欢烫发，让头发变卷，可是经常烫发会破坏头发表面的毛鳞片，让头发的水分和营养流失。烫得多了，头发就会变黄，而且容易掉落。

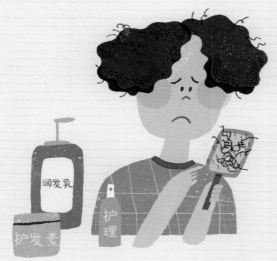

有人天生自来卷

虽然大部分亚洲人的头发是直直的，但也有些人因为遗传的关系，有天生的卷发，他们的毛囊是弯曲的，所以长出来的头发就是卷的。

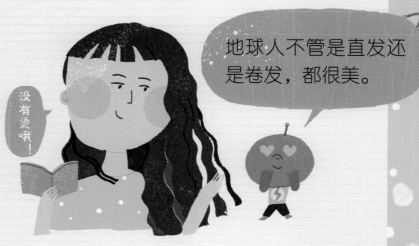

没有烫哦！

地球人不管是直发还是卷发，都很美。

被书包压成驼背？

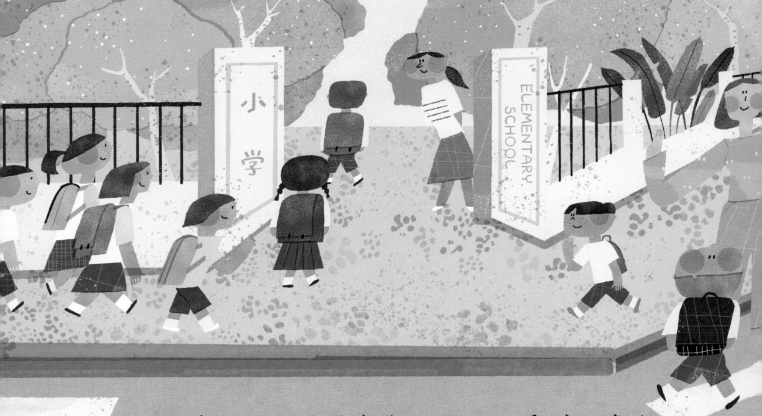

上学时间，嘎嘎在街上闲逛，看到好多小学生背着书包走在路上。他注意到有些小学生的背被书包压得弯弯的，嘎嘎不禁开始担心，他们会不会是驼背了？

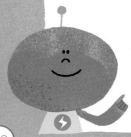

为什么会驼背？

大部分人驼背都是日常习惯不良引起的，比如长时间背重物、坐太久、坐姿不良等。

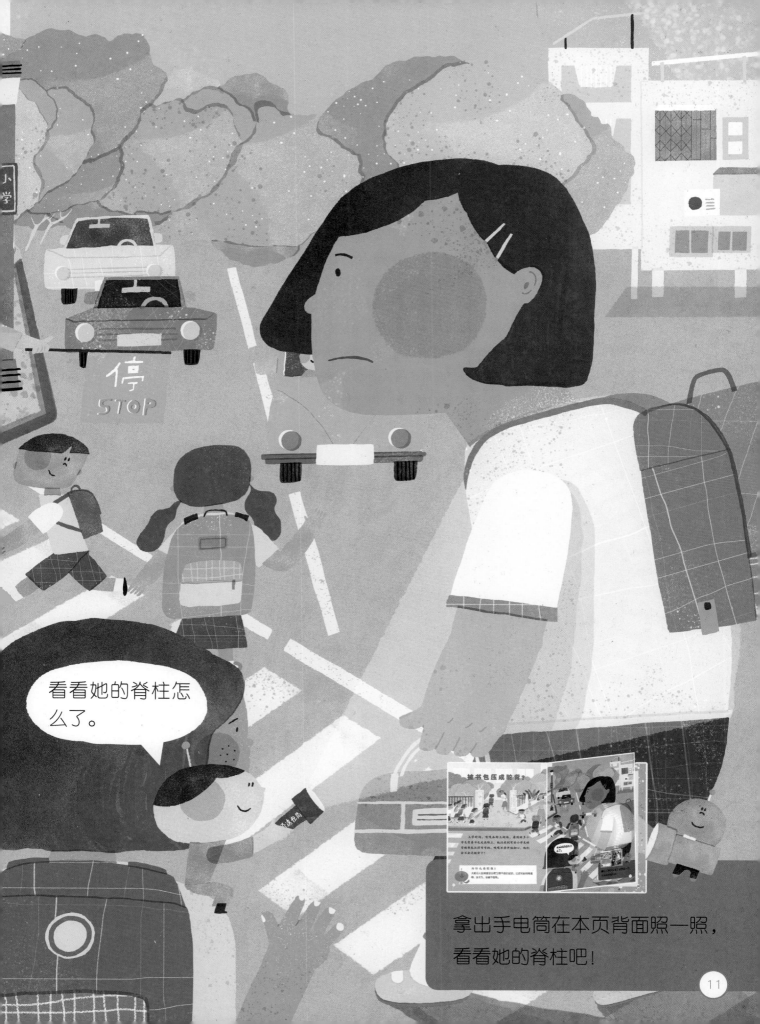

看看她的脊柱怎么了。

拿出手电筒在本页背面照一照，看看她的脊柱吧！

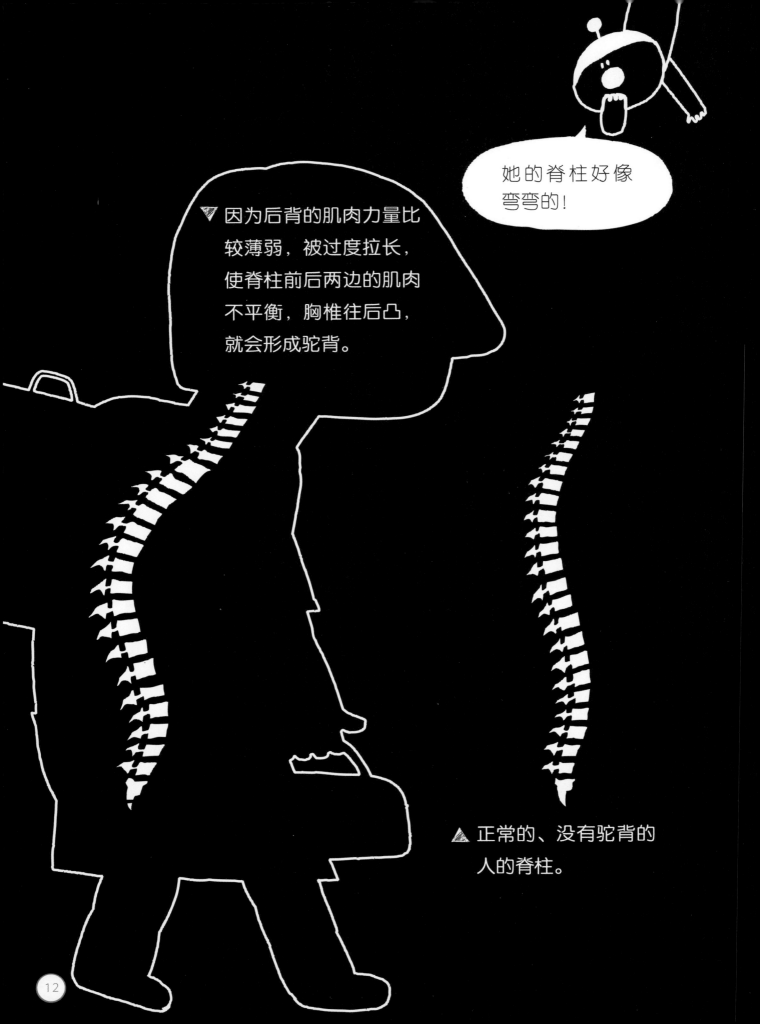

她的脊柱好像
弯弯的！

▼ 因为后背的肌肉力量比
较薄弱，被过度拉长，
使脊柱前后两边的肌肉
不平衡，胸椎往后凸，
就会形成驼背。

▲ 正常的、没有驼背的
人的脊柱。

小朋友容易驼背

小朋友的肌肉和骨骼还没有发育成熟，书包太重、桌椅太高或电脑位置不当，都很容易导致站姿或坐姿不良，从而造成驼背。

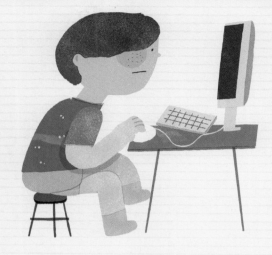

驼背会影响健康

正常的脊柱从侧面看应该呈现为S形曲线，有弹性和避震的功能。驼背的人脊柱往后凸出，除了看起来体态不雅，还会造成肌肉酸痛，影响心肺功能和日常生活。

驼背不要来

要预防驼背，最重要的就是要姿势正确，不论站着或坐着，腰背都要挺直，肩膀自然地向后舒展。小朋友驼背通常不太严重，只要保持正确姿势，多运动，就能明显改善。

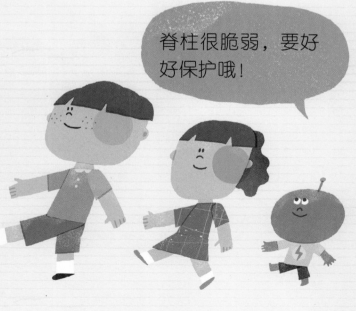

脊柱很脆弱，要好好保护哦！

肚子里的宝宝

嘎嘎在地铁上看到一位坐在爱心专座上的孕妇，他好奇地拿起神奇透视筒照一照她的肚子，没想到肚子里的宝宝竟然长得有点像外星人，把嘎嘎吓了一大跳。

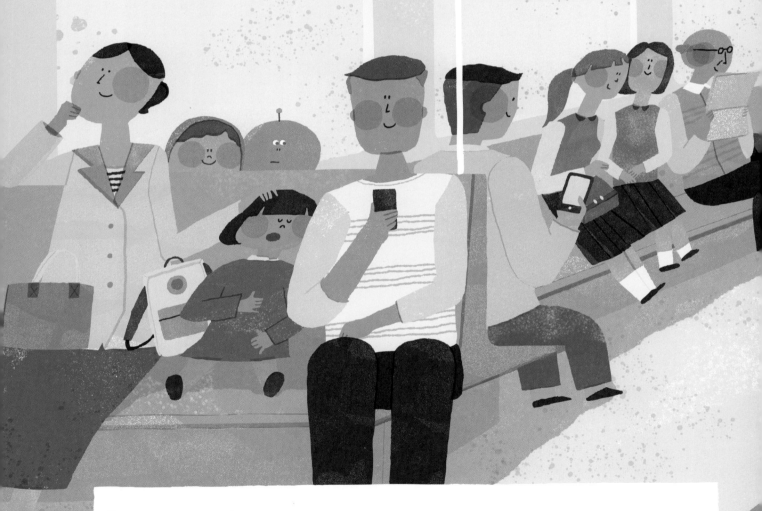

妈妈怀孕了

怀孕的时候，胎儿会在妈妈的子宫里慢慢成长，大约10个月后，宝宝就会出生。（4周为1个月）

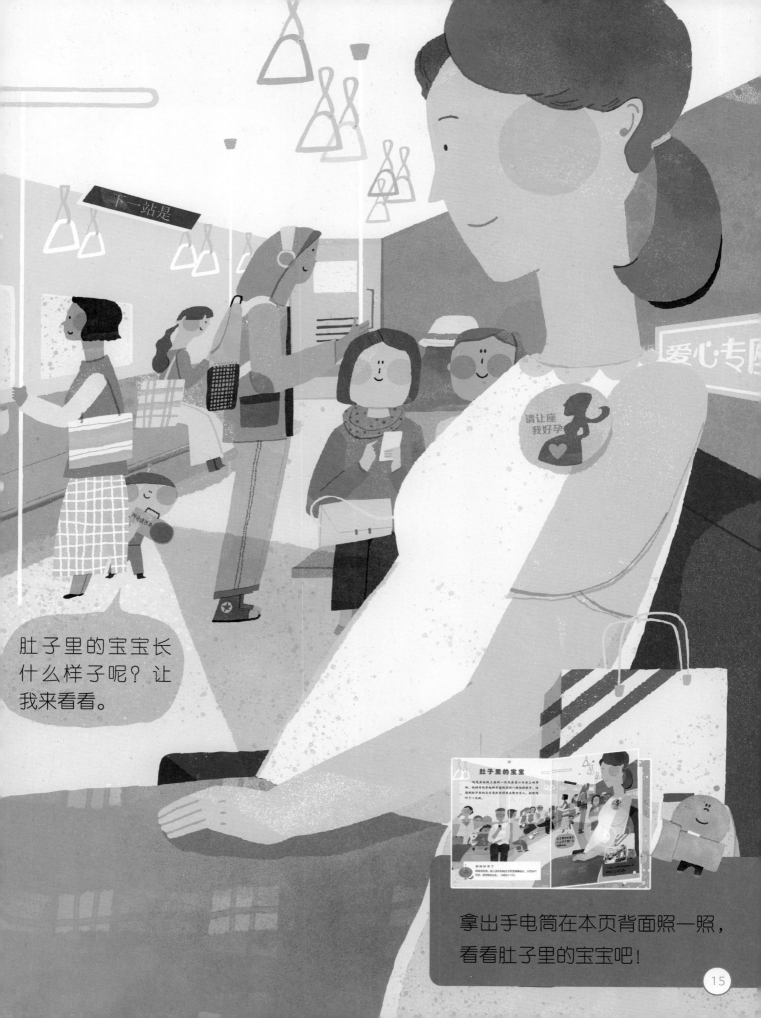

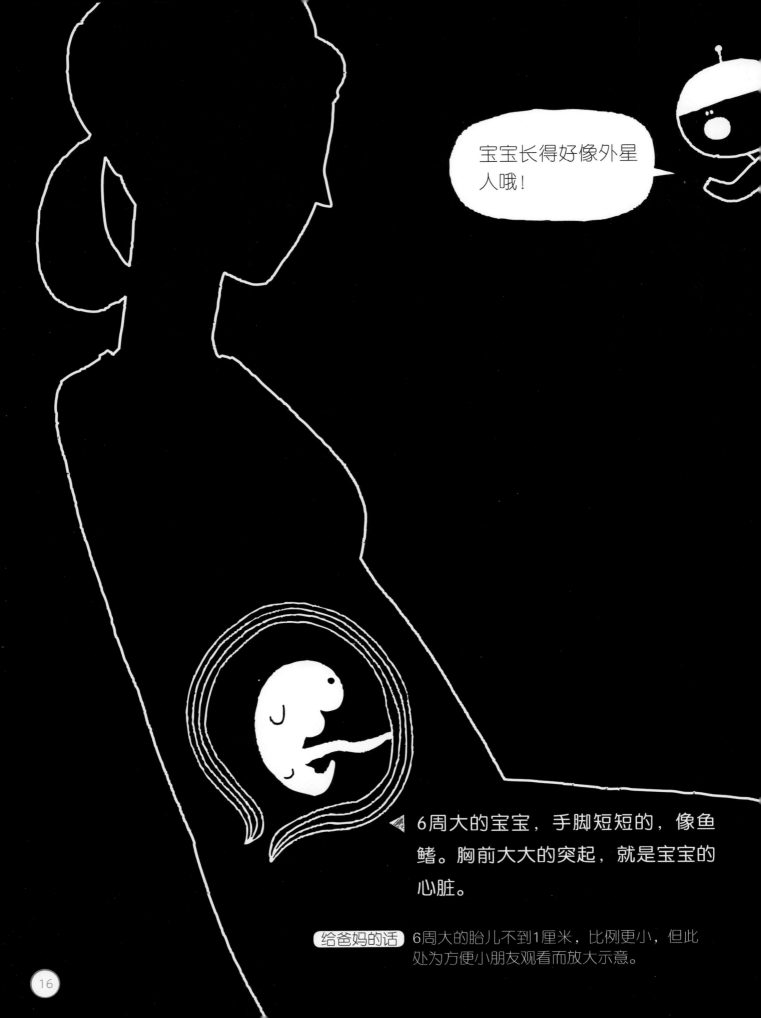

宝宝长得好像外星人哦！

6周大的宝宝，手脚短短的，像鱼鳍。胸前大大的突起，就是宝宝的心脏。

给爸妈的话 6周大的胎儿不到1厘米，比例更小，但此处为方便小朋友观看而放大示意。

肚子里的宝宝是怎么长大的？

孕早期（1~3个月）	孕中期（4~7个月）	孕晚期（8~10个月）

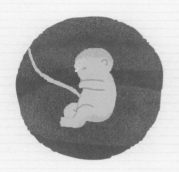 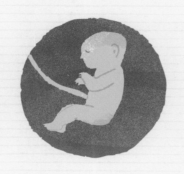 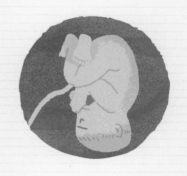

宝宝刚要成长，比一根手指头还要小，但仔细一看，眼睛、鼻子、嘴巴和手脚都已经长出来了！

宝宝成长飞快，越来越有人的样子，开始能听到声音，能动动手脚或是翻身，妈妈可以感觉到宝宝在肚子里活动！

宝宝将发育成熟，头发、指甲都已经长好了！这时的宝宝已经很大，妈妈肚子也非常明显，宝宝会头朝下，准备出生了！

怀孕会不舒服吗？

怀孕初期会觉得食欲不佳、恶心想吐，总想睡觉。到了孕中晚期，肚子里的宝宝越来越重，妈妈会感到腹部沉重，时常腰酸背痛，下半身水肿，非常辛苦呢！

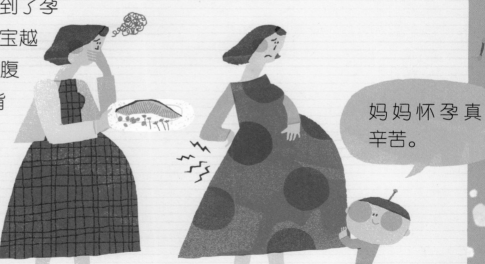

妈妈怀孕真辛苦。

男生女生
不一样

嘎嘎去游泳池时，注意到男生和女生穿的泳衣不太一样，男生通常只穿泳裤，但女生大多直接穿连体泳衣，要遮住上半身。嘎嘎忍不住打开神奇透视筒，要看看男生和女生的身体构造哪里不一样。

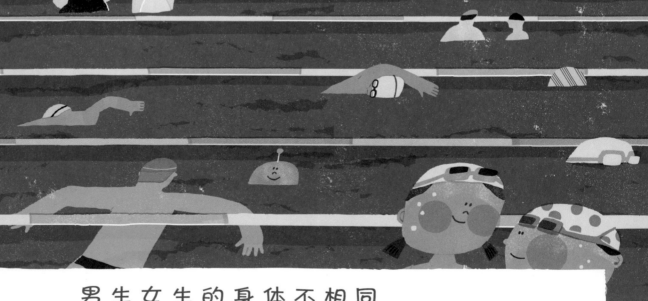

男生女生的身体不相同

男生有外显的阴茎，而女生的生殖器官隐藏在身体里。另外，女生在青春期后，胸部会隆起。男孩的阴茎和女孩的胸部都是隐私部位，所以穿泳衣的时候要遮盖起来。

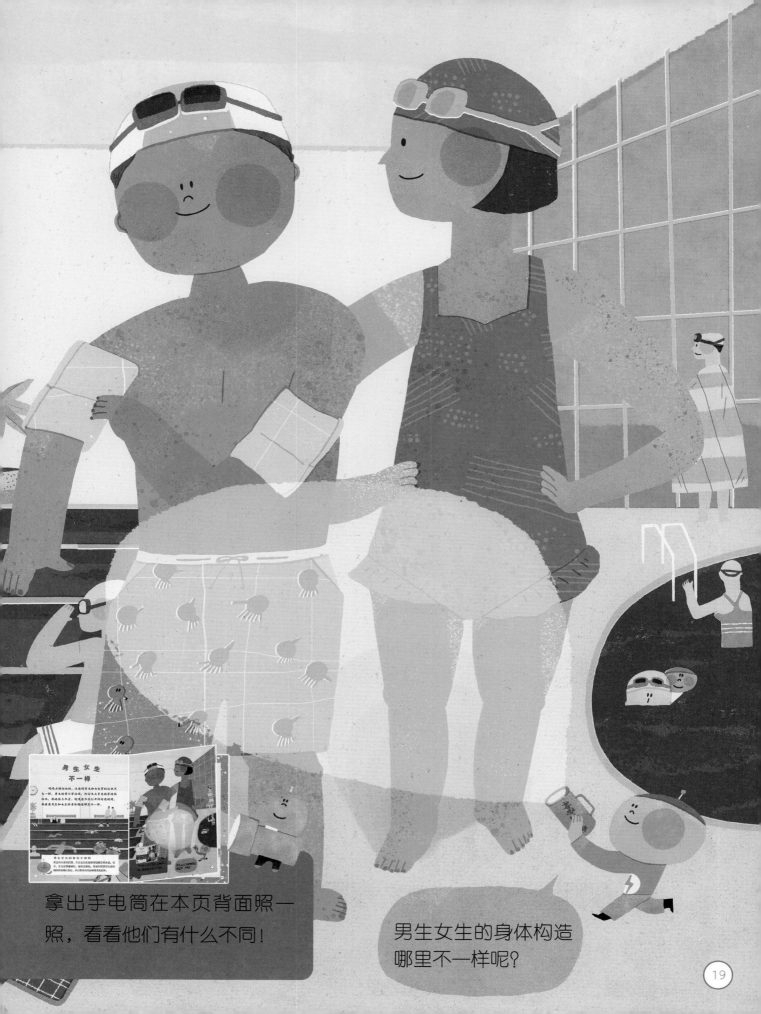

拿出手电筒在本页背面照一照，看看他们有什么不同！

男生女生的身体构造哪里不一样呢？

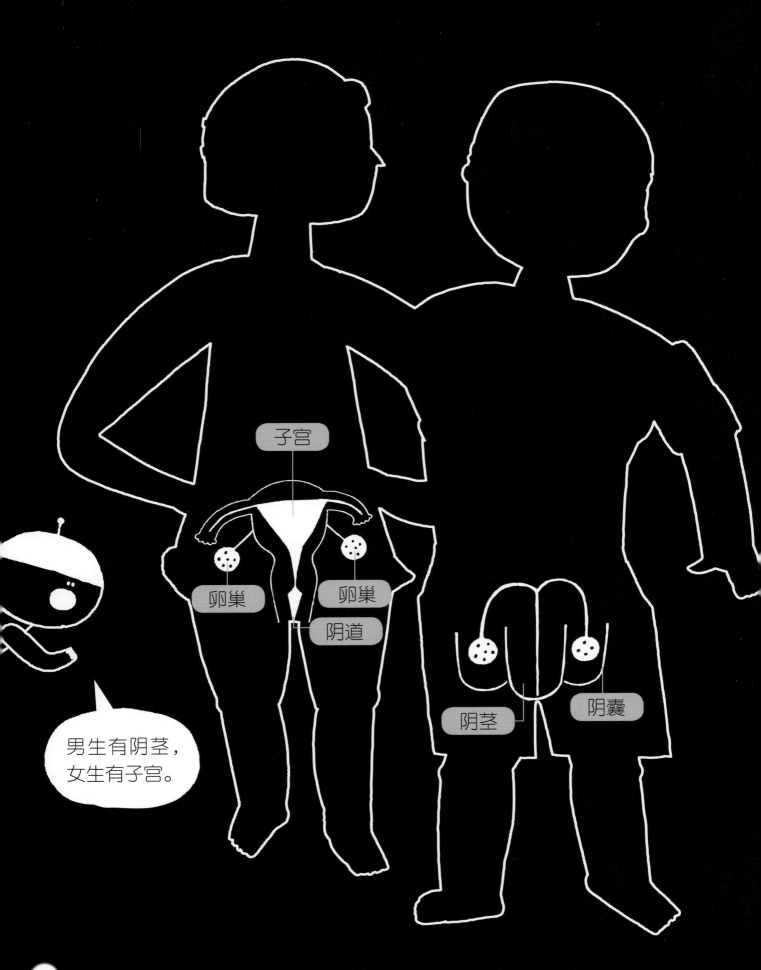

男生女生的生殖器官

男生和女生拥有截然不同的生殖器官，因为有生殖器官，人类才能孕育下一代，生下小宝宝。

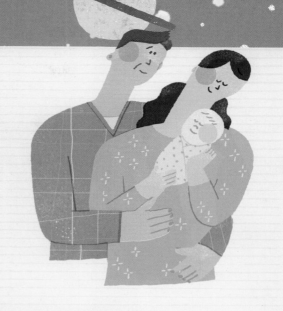

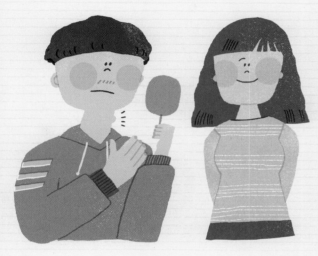

男生女生长大了

当小男生和小女生成长为少男少女时，身体会慢慢出现变化。男生会长出喉结及胡子，声音变得粗哑；女生的胸部会隆起，臀部也会变得比较大。

男生女生都要保护身体

我们的生殖器官是很私密的部位，不能随便让别人看或摸。如果有人想要靠近你、触摸你，一定要勇敢拒绝，也要告诉可以信任的人。

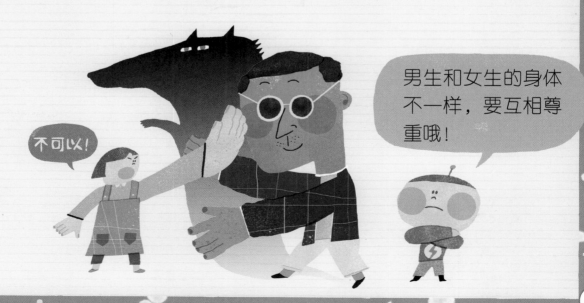

不可以！

男生和女生的身体不一样，要互相尊重哦！

骨头断掉了！

在一条宽阔的马路上，车子来来往往，突然，"砰"的一声巨响，一辆汽车把一个骑车的男孩撞倒了，他抱着小腿大哭起来。嘎嘎赶紧拿出神奇透视筒照照男孩的小腿，发现骨头竟然断掉了！

骨头断掉，就是骨折

当骨头折断或破裂，就是"骨折"。骨折会让人感到很痛，且骨折的地方会出现肿胀和淤血等症状，也有可能使身体变形，必须赶快送医院急救。

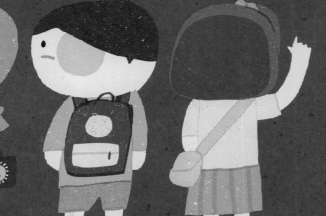

拿出手电筒在本页背面照一照，
看看骨折的样子吧！

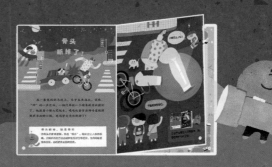

23

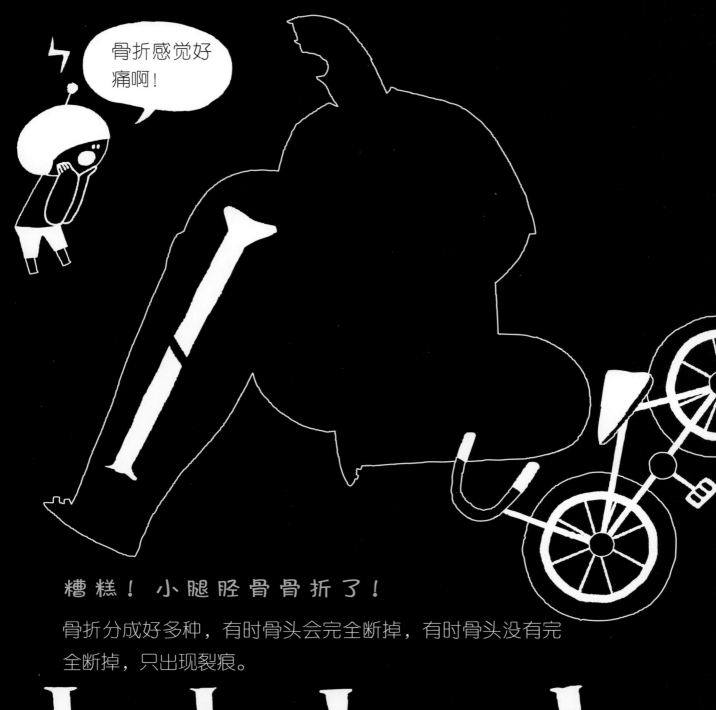

糟糕！小腿胫骨骨折了！

骨折分成好多种，有时骨头会完全断掉，有时骨头没有完全断掉，只出现裂痕。

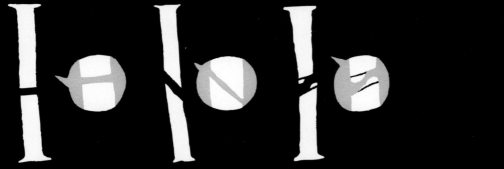

▲ 完全骨折   ▲ 不完全骨折

骨折送医后，医生会做什么事呢？

❶ 先照X光检查，看看骨头哪里断裂。

❷ 把断掉的骨头恢复到原本的位置，再固定起来。通常会用石膏固定，或通过手术直接在骨头上装上钢板固定。

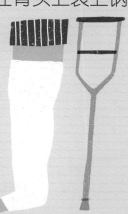

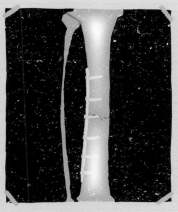

🔺小腿胫骨骨折时，从膝盖到脚踝都要用石膏固定。

🔺通过手术把钢板装在小腿胫骨上，帮助固定。

断掉的骨头，要怎么重新长好？

骨骼会不断生长，所以断掉的骨头也会重新长好哦！

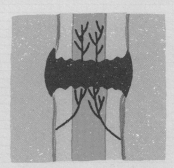

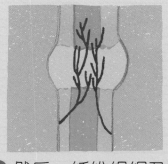

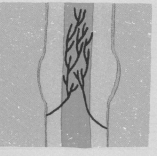

❶ 通常在骨折的地方，会先形成血肿。

❷ 然后，纤维组织及新生血管逐渐生长。

❸ 新的骨头就形成了。

骨折恢复期间，要做什么运动呢？

要尽可能地动动手脚，帮助血液循环和骨头生长，例如：小腿胫骨骨折恢复期间，可以常常活动踝关节哦！

得好好休养呢！

指纹能解锁？

嘎嘎看到地球警察正在办理一起偷窃案件，他们拿着一些工具，在房间内的物品上扫来扫去，发现了许多"指纹"。嘎嘎这才发现，自己竟然没有指纹！这让他对指纹相当好奇。

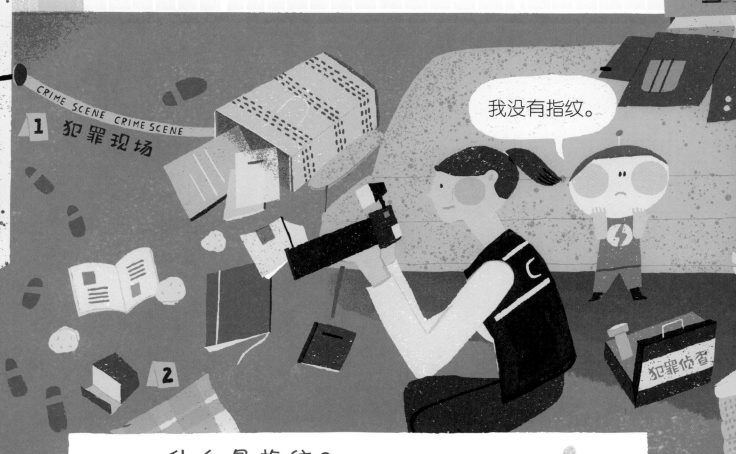

什么是指纹？
手指末端的皮肤跟其他身体部位的皮肤很不一样，上面有纹路，称为"指纹"。

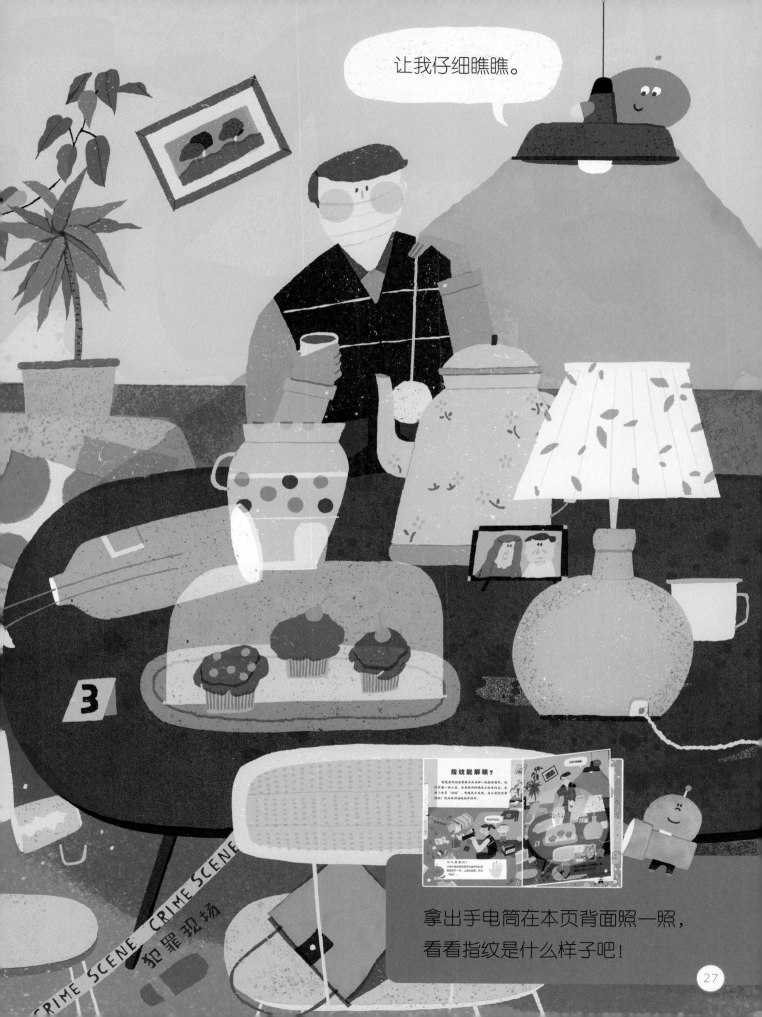

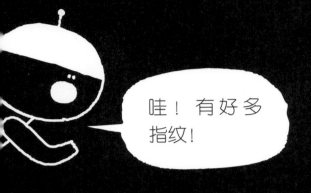

哇！有好多
指纹！

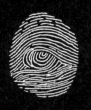

◀ 指纹有很多种类型，每一
个人的每根手指头的指纹
都长得不同哦！

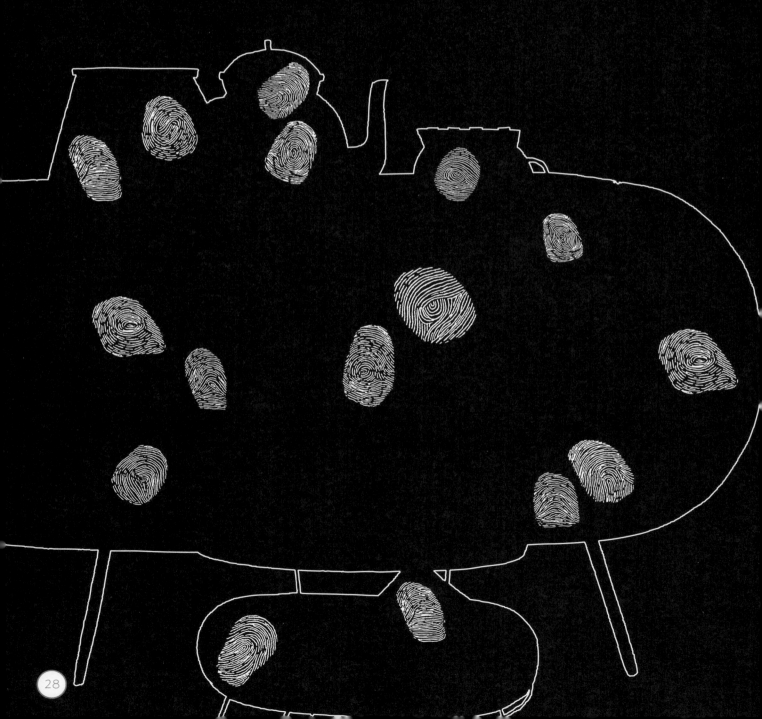

指纹能代表身份

每个人的指纹都不同，就算长大了，指纹的纹路和特征也不会改变，所以指纹可以用来代表我们的身份，就像身份证一样。很久以前，人们就开始用指纹来代替印章，在重要文件上盖印。

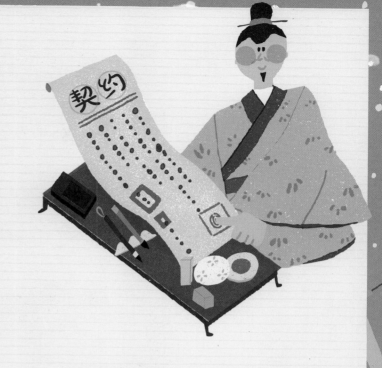

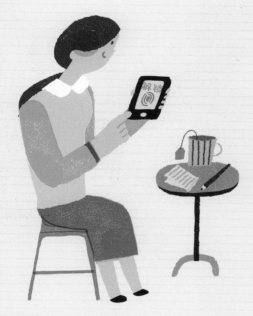

指纹能解锁

智能手机常用指纹来识别身份，只要感应指纹，就能给手机解锁。

还有其他纹路？

除了指纹，还有手掌纹、脚趾纹、脚掌纹，而且和指纹一样，每个人的纹路都独一无二哦！

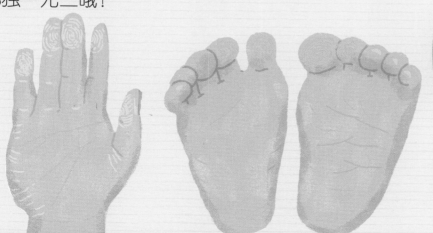

我没有指纹，只好用人脸识别来解锁了。

戴眼镜的近视一族

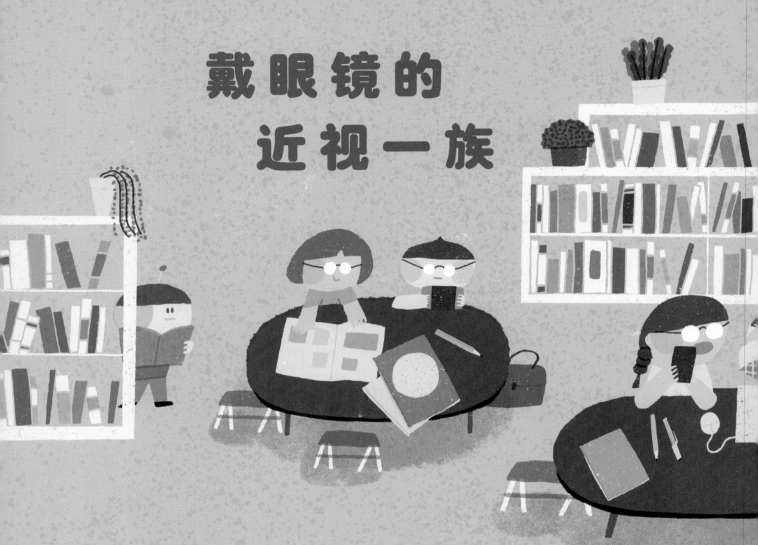

嘎嘎来到地球好几天了，他发现好多人鼻子上架着一种奇怪的东西，听说那叫"眼镜"。嘎嘎觉得很奇怪，为什么这么多地球人都戴着眼镜呢？他拿出神奇透视筒照一照，才知道原来他们的眼睛近视了。

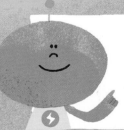

什么是近视？

简单来说，"近视"是指眼睛看不清楚远处的事物。

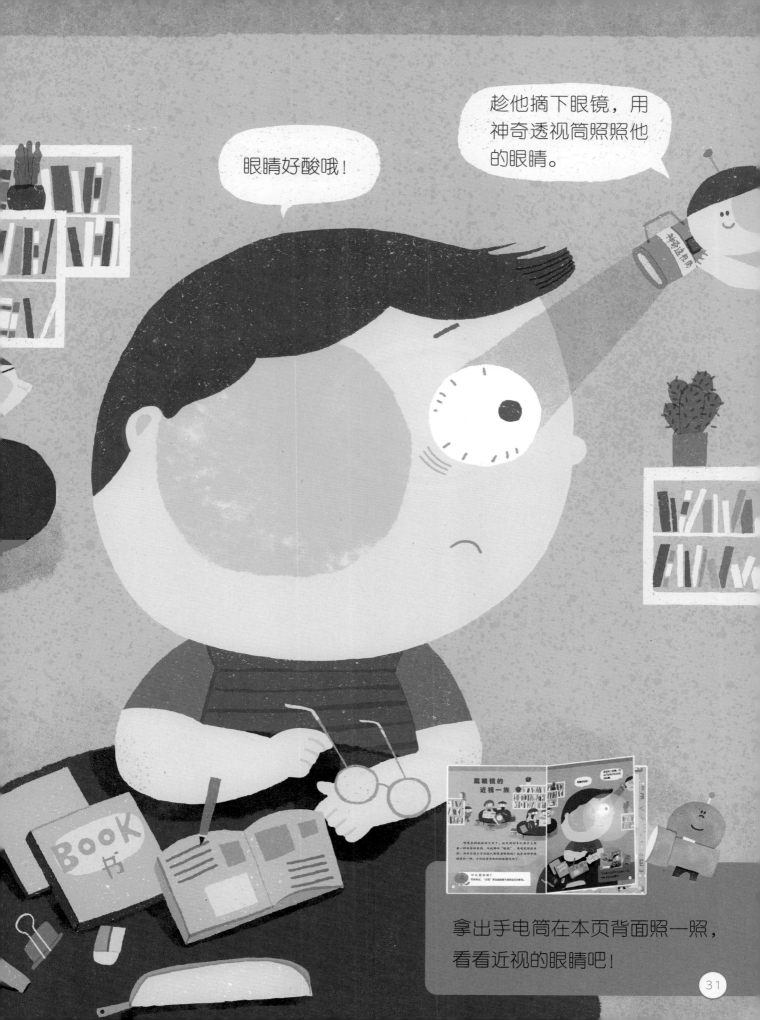

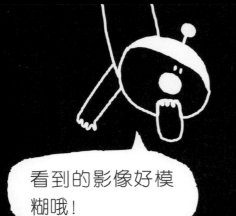

看到的影像好模糊哦！

近视眼球透视图

近视的人看远处的事物时，影像无法落在视网膜上，所以看得不清楚。

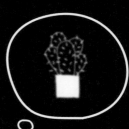

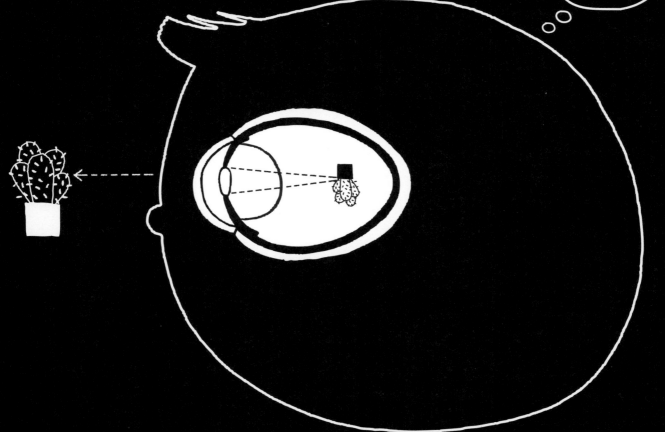

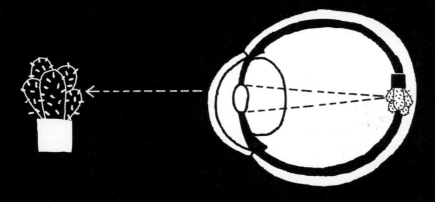

非近视眼球透视图

视力正常的人，事物的影像会落在视网膜上，所以可以看得清楚。

为什么会近视？

长时间近距离地阅读、看电脑、玩手机，容易造成近视。尤其是小朋友的眼睛还在发育，更容易因为用眼过度而让近视度数加深。

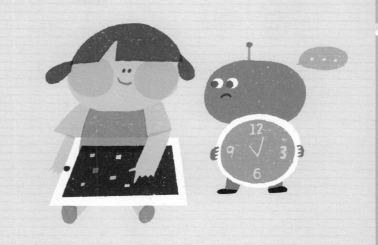

如何预防近视？

眼睛只有在看远处时，才能真正放松。所以要多多进行户外活动，每天至少在户外玩耍一两个小时，让眼睛得到充分休息。

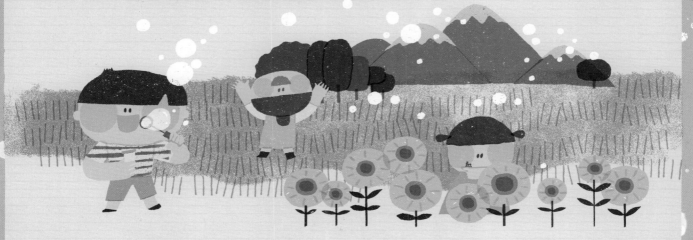

戴眼镜后，就能看清楚？

近视眼镜是一种凹透镜，能折射光线，使远方景物的影像后移到视网膜上，就能看清楚了。

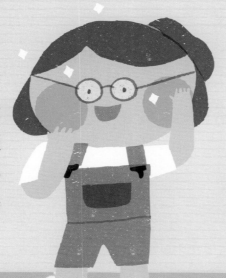

头好晕哦！没近视的人不能随便戴近视眼镜啊！

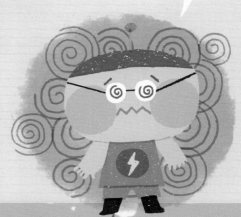

指甲太长，该剪啦！

教室里，每个小朋友都伸出双手，等老师检查。嘎嘎很好奇老师在检查什么？老师对一个小男生说："你的指甲太长了，回家记得剪指甲。"嘎嘎这才注意到，原来人类手指尖有指甲，而且会不断长长呢！

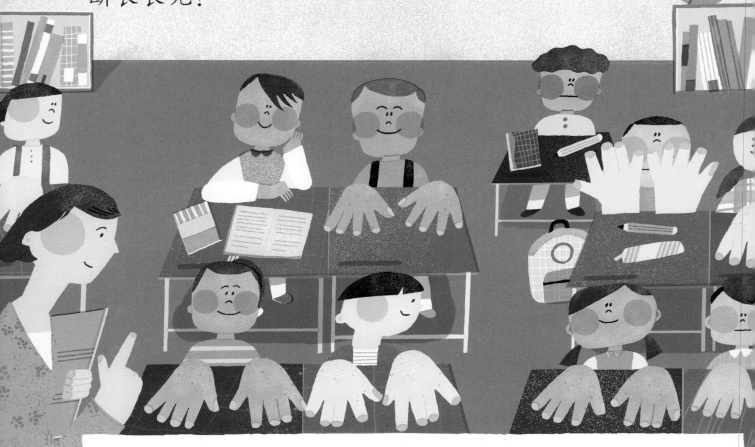

指甲会不断长长

指甲是由皮肤细胞衍生而来，成分是"角蛋白"。指甲根部的甲基不断分泌角蛋白细胞，这些新生的角蛋白细胞会推着上一代的角蛋白细胞向外侧走，上一代角蛋白细胞受挤压后变扁并逐渐死去、变硬，就形成了指甲。通常指甲每10天会长长1毫米。

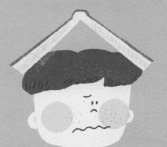
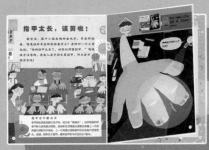
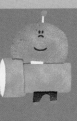

拿出手电筒在本页背面照一照，看看他的指甲吧！

看看指甲为什么会长长？

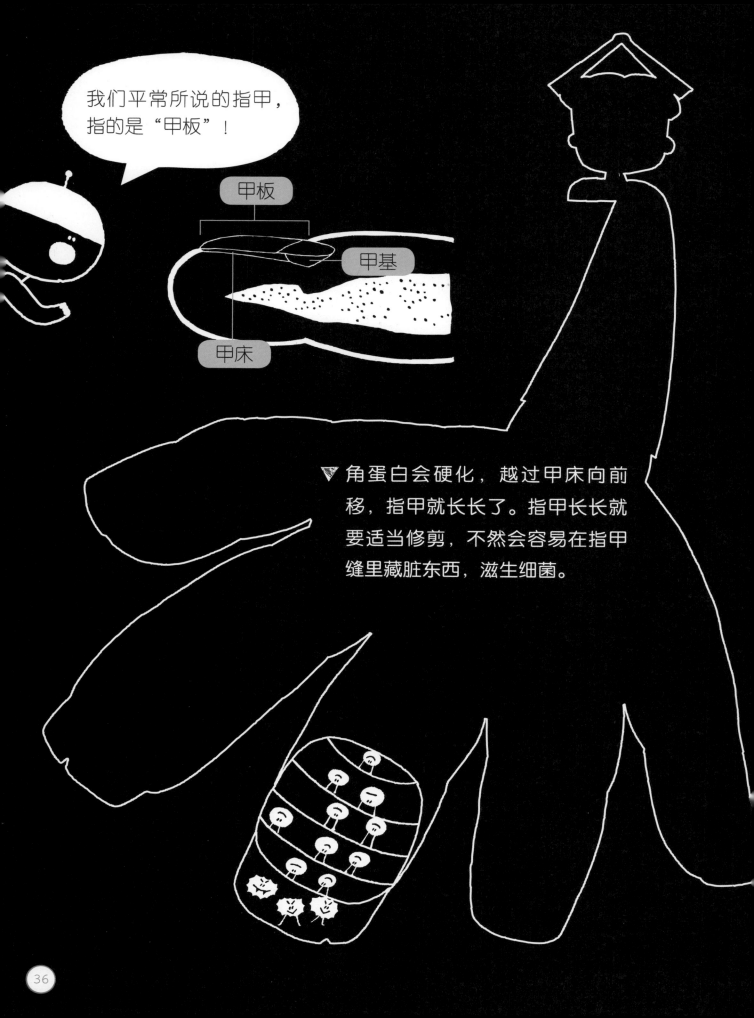

我们平常所说的指甲，指的是"甲板"！

甲板

甲基

甲床

角蛋白会硬化，越过甲床向前移，指甲就长长了。指甲长长就要适当修剪，不然会容易在指甲缝里藏脏东西，滋生细菌。

剪指甲不会痛

指甲前缘没有神经和血管分布，剪指甲时并不会痛。指甲含的水分比较少，所以比较硬。剪的时候要小心，别剪太短，不然指甲缝可能会发炎。

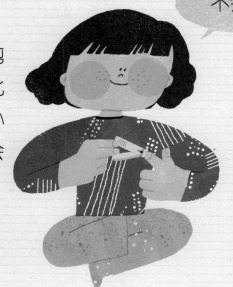

不会痛呢！

我们像盾牌一样坚固。

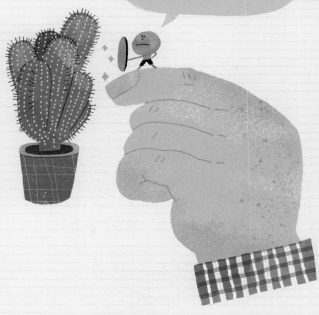

指甲能保护手指

指甲很坚硬，可以保护指甲下方的血管、神经和骨头。指甲还可以让手指方便抓握东西，让生活更便利。

指甲是白色的

指甲是白色的，但看起来却是粉红色的。那是因为指甲下方的甲床内有丰富的血管，我们看到的粉红色，其实是甲床透出来的血液颜色。

要多补充蛋白质，指甲才会健康，不容易断裂。

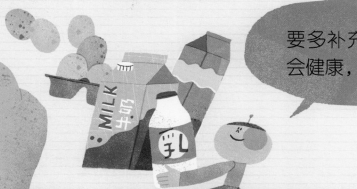

脸上长出皱纹

有一天，嘎嘎听到一个小朋友对老爷爷说："你的脸怎么皱皱的？"老爷爷回答："这是皱纹，是智慧的象征哦！"嘎嘎这才注意到，原来地球人老了以后，皮肤会长出皱纹。

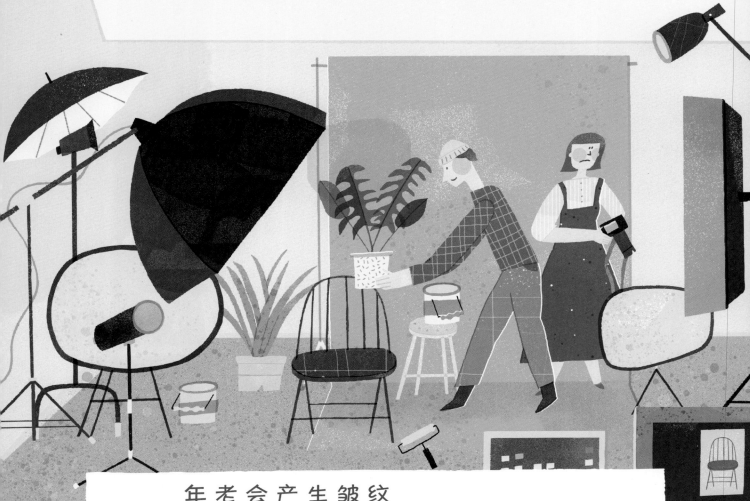

年老会产生皱纹
年纪变大，细胞也会跟着老化，皮肤缺少水分和胶原蛋白，变得干燥、没有弹性；同时，皮下脂肪减少，这些都会让皮肤产生皱纹。

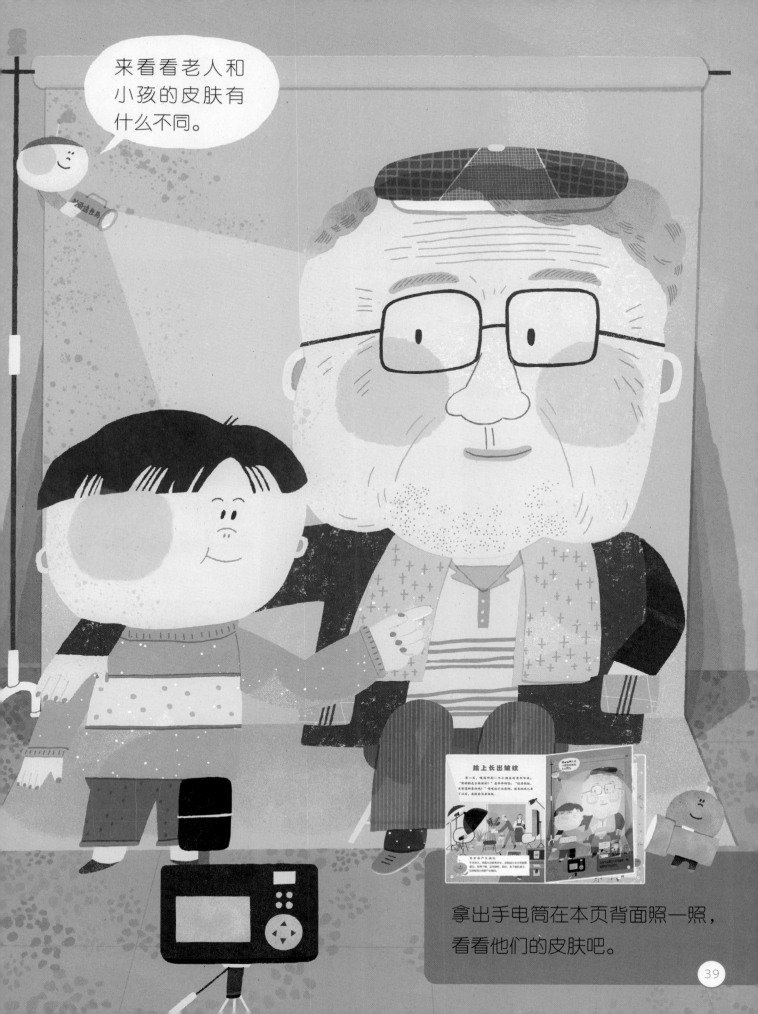

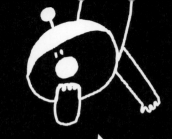

脂肪

水分

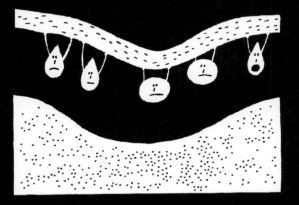

少了水分和脂肪，皮肤就形成皱纹了！

▽ 小朋友的皮肤光滑，富含水分及脂肪，脸上看不出皱纹。

▲ 老人皮肤下方的水分及脂肪都减少许多，形成下凹的皱纹。

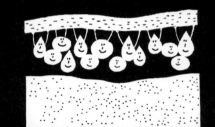

年轻皮肤和年老皮肤

我们的皮肤分成三层，年轻皮肤的表皮层充满水分，真皮层充满胶原蛋白，皮下组织储存了很多脂肪细胞，所以看起来光滑有弹性。年老皮肤则相反。

年轻

年老

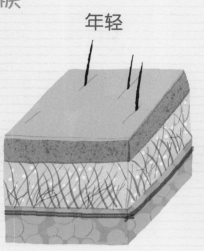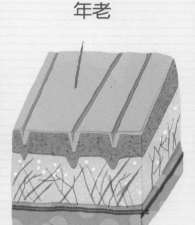

不是老了才有皱纹！

并不是只有老年人才会有皱纹，年轻人也会有皱纹。

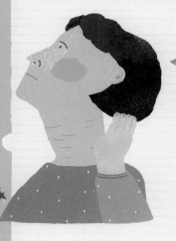

◀ 脖子需要经常转动，所以这里的皮肤较松弛，自然会形成一些皱纹。

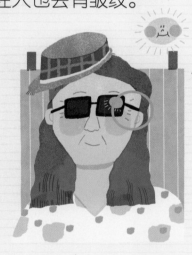

◀ 经常晒太阳的肌肤，也可能出现小细纹。

▼ 表情太多也会产生皱纹，例如爱笑的人会有鱼尾纹，常皱眉头的人眉间会有较多皱纹。

▼ 忽胖忽瘦也会容易产生皱纹。突然瘦下来的人，皮下脂肪一下子变得太少，皮肤就会变得松弛，出现皱纹。

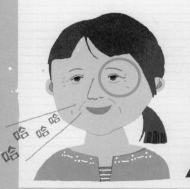

哈哈哈哈

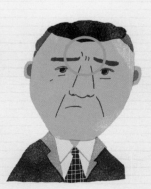

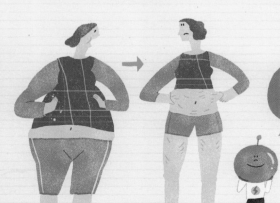

还好我没有皱纹。

41